CHIQUENNOIS PAQUI

Ancien Président de l'Association de Secours mutuels des Voyageurs
et Employés de la ville de Lille et du département du Nord

# HISTORIQUE

DES

# ASSOCIATIONS MUTUALISTES

## LEUR FONCTIONNEMENT

## CAISSE DES RETRAITES. — STATUTS MODÈLES

Avec préface de M. Eugène ROCHE, Avocat

Président de l'Association de secours mutuels des Voyageurs et Employés
de la ville de Lille et du département du Nord

LILLE

IMPRIMERIE-LIBRAIRIE CAMILLE ROBBE, ÉDITEUR

209, Rue Léon-Gambetta, 209

1895

## CLIQUENNOIS-PAQUE

Ancien Président de l'Association de Secours mutuels des Voyageurs
et Employés de la ville de Lille et du département du Nord

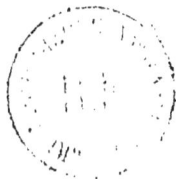

---

# HISTORIQUE

DES

# ASSOCIATIONS MUTUALISTES

## LEUR FONCTIONNEMENT

## CAISSE DES RETRAITES. — STATUTS MODÈLES

### Avec préface de M. Eugène ROCHE, Avocat

Président de l'Association de secours mutuels des Voyageurs et Employés
de la ville de Lille et du département du Nord

LILLE

IMPRIMERIE-LIBRAIRIE CAMILLE ROBBE, ÉDITEUR

209, Rue Léon-Gambetta, 209

1895

# PRÉFACE

Nul n'est censé ignorer la loi, dit un axiome, juste au point de vue du droit, mais qui, en fait, est bien inexact. Que de citoyens, en effet, ne connaissent point le labyrinthe de nos codes qui prend tous les jours de plus vastes proportions et qui aurait bien besoin d'être refondu et classifié d'une façon méthodique. Et, cependant, lorsqu'on parle de ces lois dont tout le monde doit avoir une notion succincte, il ne s'agit que de ces dispositions législatives élémentaires qui délimitent nos droits et nos devoirs, qui garantissent la liberté des citoyens et protègent la sécurité publique.

Mais si l'on aborde les lois ou règle-ments qu'il n'est point indispensable de connaître pour vivre à l'abri de toute repré-saille de la justice, l'on rencontre encore bien plus de personnes qui n'en ont, pour ainsi dire, jamais entendu parler. Et pour-tant, combien elles renferment parfois de choses utiles à connaître, et combien l'existence commune serait améliorée si leurs prescriptions étaient dans la mémoire de tous et mises couramment en pratique.

C'est pourquoi, quels qu'anciens que soient les lois et règlements spéciaux con-cernant les sociétés de secours mutuels, c'est toujours faire œuvre utile que de les propager et de les vulgariser, car il est incontestable que la mutualité n'a pas encore produit tout le bien que l'on peut attendre d'elle, et il importe de l'encou-rager.

Je souhaite donc de bien bon cœur à

cette brochure tout le succès qu'elle mérite.
Les lecteurs y trouveront un fort bon résumé de ce qu'ils doivent connaître pour
appartenir à une société de secours mutuels ; et s'ils sont déjà affiliés à une de ces
associations, ils auront sous la main un
recueil qui guidera et facilitera leurs
recherches et leur procurera le moyen
d'être utiles à leurs semblables en le communiquant à ceux qui ne sont point encore
enrôlés sous la bannière de la prévoyance,
et en les attirant dans ces nombreuses
phalanges de mutualistes sincèrement dévoués qui travaillent modestement, sans
bruit, et contribuent puissamment à l'amélioration de la question sociale.

La loi de 1852 renferme bien des imperfections, mais, telle qu'elle est, elle a déjà
été d'une grande utilité et il est nécessaire
que chacun de nous en connaisse les
principes fondamentaux.

Plus nous la connaîtrons, plus nous la
comprendrons, plus nous pourrons suivre

ce grand mouvement de mutualité qui
saisit et entraîne, à l'heure actuelle, les
plus indifférents; plus aussi nous apprécie-
rons quelles sont les améliorations à
demander à nos législateurs.

La semaine dernière, la France tout
entière avait les yeux tournés vers les
grandes assises de la mutualité qui étaient
tenues au congrès de Saint-Étienne. L'im-
portant texte de loi sur la mutualité, qui
est sur le métier depuis treize ans, et
dont le premier projet a été déposé en
1881, par M. Maze, a été examiné avec
la plus scrupuleuse attention, et les con-
gressistes ont émis des vœux dont la
Chambre et le Sénat doivent absolument
tenir compte, car ils émanent de mutualistes ardents et convaincus, c'est-à-dire
d'une des fractions les plus sages et les
plus sérieuses de la nation.

Mais il est temps d'aboutir, et si nos
législateurs veulent faire quelque chose
de véritablement utile avant la clôture de

la session, ils doivent nous donner la nouvelle loi sur la mutualité.

Quels perfectionnements, quelles améliorations leur réclamons-nous ? Tout d'abord, la liberté pour nos sociétés de placer les fonds de retraite en prêts hypothécaires ou en immeubles, et d'user comme bon leur semble des dons et legs dont l'emploi n'a pas été spécialement désigné par le donateur. Nous demandons ensuite la décentralisation, c'est-à-dire qu'au lieu d'un unique conseil supérieur dont le siège est à Paris, il soit créé dans chaque département un conseil général de la Mutualité. Les *Unions* qui existent déjà dans beaucoup de départements formeraient tout naturellement ces conseils généraux.

Nous espérons aussi que la loi nouvelle supprimera les trois catégories actuelles de Sociétés pour ne plus en avoir qu'une seule : *Sociétés de Secours mutuels*, purement et simplement pour celles qui donnent des secours de maladie et des pensions de retraites ; *Sociétés de prévoyance*, pour celles qui ne donnent que des retraites.

Nous voulons enfin — et c'est là notre vœu le plus formel et le plus énergique — *la fixité du taux de l'intérêt.* Chaque année, l'Etat alloue des subventions aux sociétés de secours mutuels. Eh bien ! nous préférons les abandonner et nous demandons, qu'en vertu d'une loi, ces subventions soient affectées à parfaire le complément d'intérêt dont la fixité serait dans l'avenir *au taux invariable de 5 %.*

Tels sont, dans les grandes lignes, les desiderata de tous ceux qui s'intéressent aux choses de la mutualité, et nous espérons que la loi voudra bien les consacrer.

Il est à souhaiter aussi que les principes de la mutualité soient enseignés dans les écoles et dans les lycées, et que les enfants fassent partie dès leur jeune âge de la mutualité scolaire. Une autre société les recueillerait à la sortie de l'école jusqu'à leur entrée au régiment, et lorsqu'ils auraient passé le temps réglementaire sous les drapeaux, ils trouveraient leur place toute prête dans nos sociétés de secours mutuels.

En attendant le vote de la grande loi sur la mutualité, il importe de répandre dans la masse les règles fondamentales qui régissent aujourd'hui nos sociétés.

Ce petit livre est un moyen très facile d'y arriver. Glissons-le dans la main de l'ouvrier, de l'employé, du commerçant et du rentier. Disons-leur les résultats surprenants déjà obtenus par nos associations.

Faisons-leur comprendre que l'avenir est aux sociétés de secours mutuels, qui complètent, pour ainsi dire, notre régime démocratique où chacun doit tendre à l'amélioration du sort de tous. Ce faisant, nous aurons fait acte de bon et d'honnête citoyen.

La mutualité grandit et prospère chaque jour; ses bras deviennent plus robustes;

elle commence à se sentir plus forte et plus vigoureuse, à se douter de sa puissance et à entrevoir les merveilles qu'elle peut enfanter, et lentement, mais résolûment, elle espère conquérir la France entière par la solidarité et la fraternité.

Lille, le 15 septembre 1895.

**Eugène ROCHE,**

*Avocat,*

Président de la Société de secours mutuels des
Voyageurs et Employés
de commerce de Lille et du Nord.

# DES

# SOCIÉTÉS DE SECOURS MUTUELS

———❖———

Lorsque l'on considère les avantages accordés
par la législation actuelle aux Sociétés de
Secours Mutuels, la dotation considérable créée
en leur faveur, les privilèges dont elles jouissent,
on est surpris de l'indifférence, de l'apathie dont
fait preuve la majeure partie des citoyens à
l'égard de ces associations.

Tous les esprits sont d'accord cependant pour
reconnaître les services qu'elles peuvent rendre,
mais beaucoup dédaignent ces œuvres philan-
thropiques et s'imaginent ne jamais en avoir
besoin : satisfaits du présent, ils ne songent pas
à assurer l'avenir.

Quelle que soit pourtant notre situation dans
le monde, nous avons besoin de nous appuyer
les uns sur les autres, de nous unir contre les
vicissitudes de la fortune, dont les retours sont
parfois subits et cruels. Et pour tous : commer-
çants, artistes, employés, ouvriers, que conce-
voir de plus avantageux que ces associations

fraternelles basées sur le principe de la solidarité et qui sont de véritables écoles d'ordre et de prévoyance? Secourir avant la gêne un citoyen malade, c'est cicatriser le mal dès le début, c'est empêcher la misère et, par suite, le malheur de s'appesantir sur toute une vie et quelquefois sur la vie même de toute une famille. Et quelle forme plus pratique, plus acceptable pour la dignité humaine que celle adoptée par la Société de Secours Mutuels, qui étend à tous ses adhérents le bénéfice du prêt entre camarades, entre amis?

Aussi notre but, en entreprenant ce travail, est-il de faire mieux apprécier ces Associations dont nous sommes le partisan convaincu, et d'aider dans la mesure de nos moyens à leur diffusion et à leur développement, en mettant les documents nécessaires entre les mains de tous les hommes de bonne volonté dont la devise est cette admirable parole inscrite sur l'étendard de la Mutualité :

*Aimons-nous, aidons-nous.*

C.-P.

# PREMIÈRE PARTIE

« Il existe chez les Athéniens et dans les
» autres États de la Grèce des associations
» ayant une *bourse commune*, que leurs mem-
» bres alimentent par le paiement d'une cotisation
» mensuelle. Le produit des cotisations est
» destiné à donner des secours à ceux d'entre
» eux qui sont atteints d'une infirmité quel-
» conque. »

C'est ce que Théophraste écrivait en l'an 228
avant J.-C.

On voit que l'on retrouve dans la plus haute
antiquité des traces de l'existence d'*associations
mutuelles* reposant sur le principe de la solidarité humaine; leurs origines remontent aux
temps les plus reculés; il en est fait mention
dans les documents les plus anciens.

Une loi de Solon, dont le texte a été conservé
par Caïus, traite d'associations de ce genre, que
l'on appelait *Sunodries* ou *Hétaïries*.

De même, les *Sodalites* ou *Collegia Opificum*
qui, fondés par Numa, se perpétuèrent pendant

la durée de l'Empire Romain, n'étaient autre chose que des institutions fondées sur le principe de l'assistance mutuelle.

C'est aussi sur le même principe de la mutualité que reposaient les corporations d'*Arts* et *Métiers* que l'on retrouve en France, dès les premiers temps de notre histoire.

Aussi, comme l'écrit avec juste raison M. Hubbard dans son *Traité de l'Organisation des Sociétés de Prévoyance*, les Sociétés de Secours Mutuels ne sont l'œuvre d'aucun homme, d'aucun pouvoir, et elles apparaissent dans l'histoire de la civilisation comme un produit nécessaire du travail du siècle.

La loi du 14 juin 1791, en sanctionnant le principe proclamé par Turgot en 1776, modifia profondément les conditions sociales du travail et la situation des travailleurs en France. D'après ce principe, le droit de travailler n'est pas un droit royal que le Prince peut vendre et que les sujets peuvent acheter. Dieu, qui a donné des besoins à l'homme, en lui rendant ainsi indispensable la ressource du travail, a fait du droit de travailler la propriété la plus imprescriptible et la plus sacrée.

\* \* \*

De nombreuses Sociétés de Secours Mutuels

se constituèrent aussitôt la promulgation de cette loi. Il s'en forma dans les principales villes de France : à Paris, à Grenoble, à Marseille, à Bordeaux et à Lille. Il n'existe plus actuellement à Lille aucune de ces sociétés, alors que plusieurs de création plus ancienne sont de nos jours très florissantes : *Sainte-Barbe*, créée en 1580 ; *L'Adoration* créée en 1725 ; *Saint-Maurice*, créée le 1er octobre 1750 ; *St-Druon*, créée le 14 avril 1760, et enfin *Notre-Dame-de-Foi*, créée le 14 septembre 1788.

A Paris, treize associations mutuelles furent fondées de 1794 à 1806. En 1846, on en comptait en France plus de deux mille.

En l'absence de dispositions légales les concernant, les Sociétés de Secours Mutuels, considérées comme Sociétés particulières ordinaires, furent régies par les lois de droit commun en matière d'Associations.

La loi du 15 juillet 1850 fut la première concernant effectivement les sociétés de secours mutuels. Elle leur reconnaît la faculté, moyennant certaines conditions, de pouvoir être reconnues d'utilité publique.

Enfin, le décret organique du 26 mars 1852, en distinguant les sociétés de secours mutuels approuvées de celles simplement autorisées, a fixé la jurisprudence qui régit actuellement ces associations.

\* \* \*

Bastiat définit ainsi le but de la mutualité : *La répartition sur toutes les époques de la vie des salaires gagnés dans les bons jours.*

Les sociétés de secours mutuels qui accomplissent l'épargne et la répartition de ces salaires ont pour objet :

1° De donner les soins du médecin et les médicaments aux sociétaires malades ;

2° De leur payer une indemnité pendant la durée de leurs maladies ;

3° De pourvoir à leurs funérailles.

La plupart des sociétés approuvées et celles reconnues d'utilité publique ont, en outre, pour but de constituer une caisse de pensions viagères de retraites.

De ce qui précède, il ressort que l'on classe administrativement les sociétés de secours mutuels en trois catégories :

1° Les sociétés reconnues d'utilité publique ;

2° Les sociétés approuvées ;

3° Les sociétés autorisées.

Les sociétés de secours mutuels *reconnues d'utilité publique* sont soumises au régime de la loi du 15 juillet 1850 et du décret organique du 26 mars 1852. Ce sont, en somme, des sociétés approuvées ayant le droit d'acquérir et de recevoir par donations ou autrement, des biens mobiliers et immobiliers, quelle qu'en soit la valeur.

Les sociétés *approuvées* sont celles dont les statuts, établis conformément aux prescriptions du décret organique du 26 mars 1852, ont reçu l'approbation ministérielle à Paris et l'approbation préfectorale dans les départements.

Elles ne possèdent pas la personnalité civile, mais le décret du 26 mars 1852 et divers lois et décrets postérieurs leur reconnaissent les nombreux avantages suivants :

1° Faculté de posséder des objets mobiliers, de prendre des immeubles à bail et de faire tous les actes relatifs à ces droits (art. 8 du décret organique précité) ;

2° Faculté de recevoir des dons et legs. Lorsqu'il s'agit de dons et legs mobiliers dont la valeur n'excède pas 5.000 francs, l'autorisation est donnée par le Préfet (art. 8 du décret précité) ; au delà de ce chiffre, l'acceptation

2

des dons et legs est soumise à l'autorisation du Président de la République, le Conseil d'Etat entendu (avis du Conseil d'Etat du 12 juillet 1864 ; arrêt de la Cour de Douai du 10 août 1874 ; arrêts de la Cour de Cassation du 8 mai et du 22 juilllet 1878). Cet avantage est très sérieux, car un certain nombre de sociétés se sont trouvées dans l'impossibilité d'accepter le bénéfice de libéralités, soit entre vifs, soit testamentaires, faites en leur faveur, parce qu'elles s'étaient volontairement placées sous le régime de la simple autorisation, en exécution des articles 291 et 292 du Code pénal ;

3° Obligation pour la commune de fournir gratuitement les locaux nécessaires pour leurs réunions, ainsi que les livres et registres nécessaires à l'administration et à la comptabilité ;

4° Exemption des droits de timbre et d'enregistrement pour les actes qui concernent les sociétés approuvées, notamment pour les extraits des actes de l'Etat civil à produire par les sociétaires, sous la seule condition que ces extraits soient demandés par les Présidents des sociétés (art. 11 du décret du 26 mars 1852 ; décision du Ministre des finances du 21 février

1854) et sauf l'application de la loi du 23 août 1871 en ce qui concerne les quittances (circulaire du Ministre de l'Intérieur du 28 mars 1874).

5° Exonération de l'impôt sur les cercles, lieux de réunion ou sociétés (loi du 16 sept. 1871);

6° Faculté de verser en compte courant, avec faculté de retrait dans les cinq jours à dater de la demande, à la Caisse des dépôts et consignations (Trésoriers-payeurs généraux et Receveurs particuliers préposés). Ces dépôts, dont le chiffre n'est pas limité, sont bonifiés d'un intérêt de 4 1/2 p. % par an (Art. 13 du Décret organique du 26 mars 1852). Il y a lieu de remarquer que les Caisses d'épargne allouent seulement un intérêt de 3 fr. 50 ou 3 fr. 75 p. % (soit 75 centimes ou 1 franc en moins) suivant les localités, et que les dépôts de fonds qui y sont faits ne peuvent dépasser 8.000 fr. (Loi du 9 avril 1881);

7° Faculté de verser à la Caisse des dépôts et consignations, à l'intérêt de 4 1/2 p. %, les fonds libres des sociétés approuvées, destinés à constituer des pensions viagères de retraites aux vieillards.

Ces dépôts constituent les fonds dits de

retraites, et les intérêts que le service des pensions n'a pas absorbés sont capitalisés chaque année (Art. 2 du Décret du 26 avril 1856).

8° Droit pour les sociétés approuvées de participer, en raison des versements spécifiés sous le paragraphe 7, aux subventions proportionnelles que le Gouvernement accorde chaque année aux sociétés qui ont fait, avant le 31 décembre de l'année précédente, des prélèvements en faveur de leur caisse de retraites. Ces subventions, accordées sur le fonds de la dotation des sociétés de secours mutuels et qui augmentent dans des proportions considérables les versements faits par les sociétés, sont établies sur les bases suivantes :

1° Le quart du versement;

2° Un franc par membre participant;

3° Un franc par membre participant âgé de plus de cinquante-cinq ans.

Toutefois, la subvention ne doit pas dépasser le chiffre du versement; lorsque le nombre des membres participants est égal ou inférieur à 1.000, la subvention ne peut excéder 3.000 fr. Si le nombre des membres participants est supérieur à 1.000, la subvention peut être égale au nombre des membres participants multiplié par trois, sans pouvoir cependant, en aucun cas, dépasser 10.000 francs;

9° Droit pour les sociétés approuvées de servir, suivant les conditions prescrites par le Décret réglementaire du 26 avril 1856, à leurs membres, des pensions de retraites dans les conditions déterminées par la loi du 20 juillet 1856 sur la caisse générale des retraites pour la vieillesse (Art. 5 du Décret du 26 avril 1856). Ces pensions, libellées sous la forme de titre de rentes viagères, sont incessibles et insaisissables jusqu'à concurrence de 360 francs (Art. 8 de la loi précitée); le taux de l'intérêt composé du capital dont il est tenu compte dans les tarifs d'après lesquels est fixé le montant de la rente viagère, est de 3,50 p. °/₀ (loi du 20 juillet 1886; décret du 28 septembre 1892);

10° Réduction des deux tiers du droit municipal sur les convois dans les villes où ce droit existe (Art. 10 du décret du 26 mars 1852);

11° Droit de contracter près de la Caisse des dépôts et consignations des assurances collectives en cas de décès, soit pour solder les frais funéraires, soit pour allouer des secours aux veuves et orphelins (loi du 11 juillet 1868);

12° Participation aux récompenses honorifiques décernées par le Président de la République (art. 19 du décret du 26 mars 1852 et décret du 27 mars 1858).

* * *

Les sociétés simplement *autorisées* n'existent qu'en vertu des dispositions de l'art. 291 du Code pénal, c'est-à-dire qu'elles sont soumises au droit commun applicable à toutes les associations. Elles ne jouissent d'aucun des avantages réservés aux sociétés approuvées ou reconnues d'utilité publique. Leurs fonds sont placés au gré des administrateurs, et si elles se servent de l'intermédiaire de la caisse des retraites sur la vieillesse pour constituer des pensions, c'est à titre de simples particuliers. Elles ne peuvent avoir de compte courant à la Caisse des dépôts et consignations, même pour leurs fonds libres.

Le seul avantage qui leur soit accordé par la loi du 9 avril 1881, est celui de pouvoir faire des dépôts à la Caisse d'épargne jusqu'à concurrence de 8.000 francs.

# Décret-Loi organique du 26 Mars 1852

ARTICLE PREMIER. — Une société de secours mutuels sera créée par les soins du maire et du curé dans chacune des communes où l'utilité en sera reconnue.

Cette utilité sera déclarée par le préfet, après avoir pris l'avis du conseil municipal.

Toutefois, une seule société pourra être créée pour deux ou plusieurs communes voisines entre elles, lorsque la population de chacune sera inférieure à mille habitants.

ART. 2. — Ces sociétés se composent d'associés participants et de membres honoraires. Ceux-ci payent les cotisations fixées ou font des dons à l'association sans participer aux bénéfices des statuts.

ART. 3. — Le président de chaque société sera nommé par l'assemblée générale pour une période de cinq années.

Le bureau sera nommé par les membres de l'Association.

ART. 4. — Le président et le bureau prononceront l'admission des membres honoraires.

Le président surveillera et assurera l'exé-

cution des statuts. Le bureau administrera la
Société.

Art. 5. — Les associés participants ne pourront être reçus qu'au scrutin et à la majorité des
voix de l'assemblée générale.

Le nombre des sociétaires participants ne
pourra excéder celui de cinq cents ; cependant,
il pourra être augmenté en vertu d'une autorisation du préfet.

Art. 6. — Les sociétés de secours mutuels
auront pour but d'assurer des secours temporaires
aux sociétaires malades, blessés ou infirmes, et
de pourvoir à leurs frais funéraires.

Elles pourront promettre des pensions de
retraites si elles comptent un nombre suffisant
de membres honoraires.

Art. 7. — Les statuts de ces Sociétés seront
soumis à l'approbation du Ministre de l'Intérieur,
pour le département de la Seine, et du préfet
pour les autres départements. Ces statuts
régleront les cotisations de chaque sociétaire,
d'après les tables de maladie et de mortalité
confectionnées ou approuvées par le Gouvernement.

Art. 8. — Une société de secours mutuels
approuvée peut prendre des immeubles à bail,

posséder des objets mobiliers et faire tous les actes relatifs à ces droits.

Elle peut recevoir, avec l'autorisation du préfet, des dons et des legs mobiliers dont la valeur n'excède pas 5.000 francs.

Art. 9. — Les communes sont tenues de fournir gratuitement aux sociétés approuvées les locaux nécessaires pour leurs réunions, ainsi que les livres et les registres nécessaires à l'administration et à la comptabilité.

En cas d'insuffisance des ressources de la commune, cette dépense est à la charge du département.

Art. 10. — Dans les villes où il existe un droit municipal sur les convois, il sera accordé une remise des deux tiers sur les convois dont elle devra supporter les frais, aux termes des statuts.

Art. 11. — Tous les actes intéressant les sociétés de secours mutuels seront exempts des droits de timbre et d'enregistrement.

Art. 12. — Des diplômes pourront être délivrés par le bureau de la société à chaque sociétaire participant.

Ces diplômes leur serviront de passeport et de livret, sous les conditions déterminées par un arrêté ministériel.

ART. 13. — Lorsque les fonds réunis dans la caisse d'une société de plus de cent membres excèderont la somme de 3.000 francs, l'excédent sera versé à la Caisse des Dépôts et Consignations.

Si la société est de moins de cent membres, ce versement devra être opéré lorsque les fonds réunis dans la caisse dépasseront 1.000 francs.

Le taux de l'intérêt des sommes déposées est fixé à quatre et demi pour cent.

ART. 14. — Les sociétés de secours mutuels approuvées pourront faire aux Caisses d'épargne des dépôts de fonds égaux à la totalité de ceux qui seraient permis au profit de chaque sociétaire individuellement : le compte ouvert à leur crédit pourra atteindre le chiffre de huit mille francs.

Elles pourront aussi verser dans la caisse des retraites, au nom de leurs membres actifs, les fonds restés disponibles à la fin de l'année.

ART. 15. — Sont nulles de plein droit les modifications. apportées à ses statuts par une société, si elles n'ont pas été préalablement approuvées par le Préfet.

La dissolution ne sera valable qu'après la même approbation.

En cas de dissolution d'une Société de secours

mutuels, il sera restitué aux sociétaires faisant en ce moment partie de la Société le montant de leurs versements respectifs, jusqu'à concurrence des fonds existants, déduction des dépenses occasionnées par chacun d'eux.

Les fonds restés libres après cette restitution seront partagés entre les Sociétés du même genre ou les établissements de bienfaisance situés dans la commune; à leur défaut, entre les Sociétés de secours mutuels approuvées du même département, au prorata du nombre de leurs membres.

Art. 16. — Les sociétés approuvées pourront être suspendues ou dissoutes par le Préfet, pour mauvaise gestion, inexécution de leurs statuts ou violation des dispositions du présent décret.

Art. 17. — Les sociétés de secours mutuels déclarés établissements d'utilité publique, en vertu de la loi de Juillet 1850, jouiront de tous les avantages accordés par le présent décret aux sociétés approuvées.

Art. 18. — Les sociétés non autorisées actuellement existantes, ou qui se formeraient à l'avenir, pourront profiter du présent décret, en soumettant leurs statuts à l'approbation du préfet.

ART. 19. — Une commission supérieure d'encouragement et de surveillance des sociétés de secours mutuels est instituée au Ministère de l'intérieur.

Elle est composée de dix membres nommés par le Président de la République.

Cette commission est chargée de provoquer et d'encourager la fondation et le développement des sociétés de secours mutuels, de veiller à l'exécution du présent décret et de préparer les instructions et règlements nécessaires à son application.

Elle propose des mentions honorables, médailles d'honneur et autres distinctions honorifiques en faveur des membres honoraires ou participants qui lui paraissent les plus dignes.

Elle propose à l'approbation du Ministre de l'intérieur les statuts des sociétés de secours mutuels établies dans le département de la Seine.

ART. 20. — Les sociétés de secours mutuels adresseront chaque année au Préfet un compte rendu de leur situation morale et financière.

Chaque année, la Commission supérieure présentera au Président de la République un rapport sur la situation de ces sociétés et lui soumettra les propositions propres à développer et à perfectionner l'institution.

Aux termes d'un décret portant règlement d'administration publique, en date du 14 Juin 1851 :

— Les sociétés de secours mutuels sont tenues de communiquer leurs livres, registres, procès-verbaux et pièces de toute nature aux préfets, sous-préfets et maires et à leurs délégués.

— Le préfet peut suspendre l'administration de la société en cas de fraude dans la gestion ou d'irrégularité grave dans les registres ou pièces de comptabilité.

Les sociétaires sont immédiatement convoqués par le maire pour pourvoir au remplacement provisoire de l'administration suspendue.

En cas de négligence ou de refus des sociétaires, le maire y pourvoira d'office.

— Le préfet peut ordonner la suspension de la société elle-même, dans le cas où elle sortirait des conditions des sociétés mutuelles de bienfaisance.

— Les arrêtés de suspension seront notifiés à l'administration de la société et au maire de la commune, chargé d'en assurer l'exécution.

Ils seront transmis immédiatement, avec un rapport motivé, au Ministre de l'Intérieur.

— La liquidation se fait sous la surveillance du Préfet ou de son délégué.

Les comptes de liquidation sont adressés au Ministre de l'Intérieur.

---

### Médailles d'honneur.

Aux termes du décret du 27 Mars 1858; les personnes auxquelles des médailles d'honneur sont accordées en leur qualité de membres de sociétés de secours mutuels pourront porter ces médailles dans l'intérieur des édifices où leur société se réunira, en vertu de convocations régulières. Il est interdit de porter ces médailles en tout autre lieu et hors le temps des réunions, comme aussi de porter le ruban seul.

La médaille est du module de vingt-sept millimètres. La face porte une allégorie de la mutualité, avec les mots : *Société de secours mutuels*, en exergue. Au revers sont inscrits les nom et prénoms du membre à qui la médaille a été décernée, le nom de la commune siège de la société, et le millésime, entourés d'une couronne d'olivier au nœud de laquelle se trouve une ruche, symbole du travail et de la prévoyance,

avec ces mots : *Société de secours mutuels,
médaille d'honneur*, en exergue.

La belière se compose d'une couronne d'olivier de forme ovale et d'un anneau.

La médaille est suspendue à un ruban moiré,
fond noir, large de trente millimètres, portant
deux lisérés bleus de quatre millimètres et bordé
de filets noirs d'un millimètre.

\*  \*  \*

On a vu que les Sociétés reconnues d'utilité
publique ne sont, en réalité, que des Sociétés
approuvées qui, remplissant certaines conditions, ont obtenu le droit d'acquérir et de
posséder des biens immobiliers.

Il est bien rare qu'une société de secours
mutuels ait besoin de privilèges aussi importants,
et cette considération seule suffirait pour expli-
quer comment la loi de 1850 est restée presque
sans application.

Il n'existe actuellement que 5 sociétés de
secours mutuels reconnues d'utilité publique.

Au contraire, le décret organique du 26 Mars
1852, inspiré par des considérations plus
pratiques, a rendu les plus grands services en

donnant aux sociétés de secours mutuels les avantages de l'existence légale, dont elles ont besoin pour se développer et assurer leur avenir.

Certaines sociétés autorisées ont, il est vrai, des statuts bien étudiés et parfaitement établis, mais *l'approbation* est la forme qui présente le plus de garanties de l'existence et de la prospérité des associations mutualistes.

En effet, pour qu'une société soit bien organisée, il est indispensable que ses statuts soient élaborés de façon à lui permettre de vivre d'elle-même. Il faut qu'avec ses seules ressources elle soit capable de subvenir aux exigences de la maladie et à toutes ses dépenses.

Les cotisations des membres honoraires, les donations, les subventions doivent être exclusivement destinées à secourir l'infirmité et la vieillesse.

Or, les **statuts-modèles**, qui sont le complément administratif du décret du 26 Mars 1852, empêchent les sociétés de s'écarter, lors de l'élaboration de leurs statuts, des dispositions principales qu'ils comportent et assurent, par là même, à l'œuvre nouvelle, une existence qui, sans contrôle, n'eût été qu'éphémère par suite de l'imperfection des combinaisons administratives et financières.

Aussi ne saurions-nous trop recommander aux lecteurs de cette brochure, écrite spécialement pour nos collègues en mutualité, de se bien pénétrer des dispositions légales et administratives qu'elle renferme.

Le travail que nous avons entrepris n'a qu'un but : faire aimer les associations mutualistes dont le développement et la prospérité ne peuvent que contribuer au bien-être des classes laborieuses et à l'extinction du paupérisme.

Nous l'avons aussi fait avec la certitude d'être utile à nos collègues les mutualistes en facilitant leur tâche, en entretenant leurs convictions et en stimulant leur ardeur pour l'accomplissement de leur œuvre sociale et fraternelle.

# DEUXIÈME PARTIE

Il a été passé en revue, dans la première partie de ce travail, l'historique des sociétés de secours mutuels, leur fonctionnement et les lois et décrets qui les régissent.

On a vu (art. 14 du décret organique du 26 mars 1852) que les sociétés de secours mutuels approuvées peuvent faire à la caisse des retraites, des versements destinés à assurer des pensions viagères à leurs membres actifs remplissant les conditions d'âge et de sociétariat exigées par la loi.

Un décret du 26 avril 1856 affecte une somme de 200.000 fr. à la constitution d'un fonds de retraites au profit des sociétés approuvées.

Voici ce décret *in-extenso* :

## DÉCRET

*du 26 avril 1856, relatif à la constitution d'un fonds de retraites dans les sociétés de secours mutuels approuvées.*

### TITRE PREMIER

#### DE LA FORMATION DU FONDS DE RETRAITES

ARTICLE PREMIER. — Une somme de deux cent mille

francs, imputable sur les intérêts disponibles de la dotation des sociétés de secours mutuels, est affectée à la constitution d'un fonds de retraites au profit des associations de secours mutuels *approuvées* qui prendront, en assemblée générale, l'engagement de consacrer à ce fonds de retraites une portion de leur capital de réserve.

ART. 2. — Les sommes accordées sur les intérêts de la dotation, les sommes votées par les sociétés en vertu de l'article précédent et le montant des legs et donations faits en vue d'accroître le fonds de retraites, seront versés à la Caisse des dépôts et consignations, où ils produiront intérêts, conformément à l'article 13 du décret organique du 16 mars 1852.

Les intérêts que le service des pensions n'aura pas absorbés seront capitalisés chaque année.

ART. 3. — En cas de dissolution d'une société, le Ministre de l'Intérieur déterminera l'emploi de son fonds de retraites sur la proposition de la Commission supérieure. Ce fonds pourra être affecté à la création de pensions au profit des anciens sociétaires.

S'il ne reçoit pas cette destination, il sera attribué aux autres sociétés *approuvées* de la même commune possédant déjà un fonds de retraites, ou, à défaut, à une ou plusieurs sociétés du même département.

ART. 4. — La portion du fonds de retraites fournie par les sociétés pourra être placée à la Caisse générale des retraites, soit à capital aliéné, soit à capital réservé.

La portion du même fonds accordée par l'État demeure inaliénable.

Le capital des pensions rendu libre par le décès des pensionnaires fera retour au fonds de retraites de la société.

# TITRE II

## DE LA LIQUIDATION ET DU PAYEMENT DES PENSIONS

Art. 5. — Les pensions sont servies par la Caisse générale des retraites pour la vieillesse.

Art. 6. — Les sociétés désigneront, en assemblée générale, les candidats aux pensions de retraites parmi les membres participants âgés de plus de cinquante ans et qui auront acquitté la cotisation sociale pendant dix ans au moins.

La même délibération fixera la quotité des pensions.

Art. 7. — Les propositions formulées en vertu de l'article 6 seront transmises au Ministre de l'Intérieur par l'intermédiaire du préfet, pour être examinées par la Commission supérieure et approuvées ultérieurement s'il y a lieu.

Art. 8. — Les pensions ne peuvent être inférieures à trente francs, ni excéder, dans aucun cas, le décuple de la cotisation annuelle fixée par les statuts de la société à laquelle le titulaire appartient.

---

En dehors de cette première mise de deux cent mille francs, qui instituait le fonds de retraites des sociétés de secours mutuels approuvées, le gouvernement affecte chaque année pour l'entretien de ce fonds une somme prélevée sur la dotation des sociétés de secours mutuels et répartie entre les associations approuvées qui ont fait, dans l'année, des versements à leur caisse de retraites. Cette répartition est établie sur les bases rappelées plus haut (voir page 12).

\*\*\*

*Formalités à remplir par les secrétaires-trésoriers pour les versements, retraits et virements de fonds à la caisse des dépôts et consignations.*

AVOIR DISPONIBLE. VERSEMENT ET RETRAIT. — Être porteur d'une simple autorisation du Président.

CAISSE DES RETRAITES. VERSEMENT. — Être porteur : 1° d'un extrait de délibération par laquelle l'assemblée générale a autorisé le versement ; 2° une autorisation du Président : 3° un bordereau de versement.

En cas de virement, la délibération et l'autorisation présidentielle doivent mentionner le retrait de la somme votée du fonds disponible et son dépôt au fonds de retraites.

Voici le modèle de ces pièces dont les formules imprimées sont tenues à la disposition des sociétés, à la préfecture et dans les sous-préfectures :

DÉPARTEMENT

Modèle N° 1 annexé à la circulaire de la Caisse des Dépôts et Consignations du 18 août 1856 (art. 3)

SOCIÉTÉ

de

Secours Mutuels

APPROUVÉE

dite

# MANDAT ou ORDRE de VERSEMENT

S/C DE FONDS

DE RETRAITES

M. le Trésorier de la Société est autorisé, en exécution de la délibération prise le

par la Société de Secours mutuels, à verser la somme de

francs          centimes entre les mains du préposé de la Caisse des Dépôts et Consignations, au compte du fonds de retraites constitué en vertu du décret du 26 avril 1856.

A              , le              18

*Le Président de la Société,*

**CAISSE DES DÉPOTS**

et consignations

DÉPARTEMENT

d

ARRONDISSEMENT

d

**Pièces à produire :**

En cas de versement de sommes votées par la société :

Mandat ou ordre de versement du Président de la société.

En cas de donation ou de legs :

Ampliation de l'arrêté du Préfet autorisant l'occupation, s'il s'agit d'une valeur qui n'excède pas 5000 fr. S'il s'agit d'une valeur supérieure à cette somme, copie certifiée du décret autorisant l'acceptation.

(1) Signature de la partie versante.

(2) Qualification du déposant.

Modèle Nº 2 annexé à la circulaire de la Caisse des Dépôts et Consignations du 14 août 1856 (art. 3).

# SOCIÉTÉS DE
# SECOURS MUTUELS APPROUVÉES

## L/C DE FONDS DE RETRAITES

Fonds de retraites de la Société de Secours mutuels approuvée dite :

BORDEREAU DE VERSEMENT au compte du fonds de retraites constitué par le décret du 26 avril 1856, de . . . . . . . . . . . F.

provenant :

De sommes votées par la Société en vertu du décret du 26 avril 1856 . . . . . F.

De donations. . . . . . . F.

De legs . . . . . . . F.

TOTAL. . . F.

Je, soussigné, arrête le présent Bordereau à la somme de

que je déclare verser entre les mains du préposé de la Caisse des Dépôts et Consignations.

A , le 18

(1)

(2)

Ces pièces doivent toujours être revêtues du cachet de la Société en regard de la signature du Président.

_____

*Formalités à remplir pour l'inscription d'une rente au profit d'un membre participant, pour le retour au fonds de retraite de la somme affectée pour le service d'une pension dont le titulaire est décédé.*

Lorsque l'assemblée générale a décidé l'admission à la retraite d'un membre participant réunissant les conditions d'âge et de sociétariat exigées par les statuts, le secrétaire-trésorier adresse, avec une copie de l'acte de naissance du sociétaire proposé, un extrait de la délibération de cette assemblée ainsi conçu :

DÉPARTEMENT

d

_____

COMMUNE

d

*JOUISSANCE du* (1)

_____

SOCIÉTÉ DE SECOURS MUTUELS

d                à                N°

_____

### Extrait du Registre des Délibérations

*Assemblée générale du*

_____

L'an mil huit cent      et le      du mois d      , les membres de la Société de secours mutuels d            se sont réunis en assemblée générale sous la présidence de M            , président.

Vu l'art. 6 du décret du 26 avril 1856, ainsi conçu : « Les pensions ne peuvent « être inférieures à 30 fr., ni excéder, dans aucun cas, le décuple de la cotisation « annuelle fixée par les statuts de la société à laquelle le titulaire appartient. »

Sur la proposition du bureau,

Considérant que M (2)

toujours payé régulièrement la cotisation montant à par an ; qu' rempli toutes les conditions prescrites par l'article des statuts qui fixe à ans d'âge et à ans de sociétariat l'admissibilité à une pension de retraite.

L'assemblée générale accorde à ce sociétaire une pension viagère fixée ainsi qu'il suit : avec jouissance du (1)

| N° d'ordre (5) | NOM du Candidat (2) | PRÉNOMS | DATE de la Naissance — (Décret du 26 avril 1856, art. 6) | Etat civil — Marié, Célibataire, veuf ou veuve — (Décret du 28 décemb. 1886, art. 2) | PRO-FESSION — (Décret du 28 décemb. 1886, art. 2) | DATE d'admission dans la société — (Décret du 26 avril 1856 art. 6) | MONTANT de la Pension (4) — (Décret du 26 avril 1856, art. 8) | Départem. et arron. dans lesquels la pension sera payée (Inst. génér. du 1er août 1877) |
|---|---|---|---|---|---|---|---|---|
| 1 | | | | | | | | |
| 2 | | | | | | | | |
| 3 | | | | | | | | |
| 4 | | | | | | | | |
| 5 | | | | | | | | |

L'acte de naissance est ci-joint

(5)  Le  18

Timbre de la Société

Le Président,

Le Secrétaire,

(1) 1er janvier, ou 1er avril, ou 1er juillet, ou 1er octobre.
(2) Si la personne présentée est du sexe féminin, mariée ou veuve, ses nom et prénoms devront précéder le nom de son mari avec la mention « femme de » ou « veuve de ».
(3) Les pensions seront liquidées suivant l'ordre des numéros.
(4) Écrire la somme en toutes lettres.
(5) Plusieurs sociétés fonctionnant dans de grandes villes ou dans de grands établissements industriels voulant être assurées d'être informées en temps opportun du décès des pensionnaires ont ajouté à cette délibération la disposition suivante :
« Les titres des pensions resteront dans la caisse de la société; il en sera délivré une amplia- » tion aux titulaires, et leurs arrérages leur seront payés à chaque trimestre sur la production de » leur certificat de vie.
« Après le décès des pensionnaires, l'extrait d'inscription sera remis aux héritiers afin qu'ils » puissent toucher les arrérages échus. »

Les actes de naissance doivent porter la date de la naissance en lettres. Ils sont établis sur papier libre comme toutes les pièces concernant les sociétés de secours mutuels.

En cas d'impossibilité de produire l'acte de naissance du titulaire de la rente, il ne peut y être suppléé que par un acte de notoriété délivré dans la forme prescrite par l'article 71 du Code civil ou par un extrait du jugement d'homologation dudit acte.

La Direction générale de la Caisse des dépôts et consignations admet de simples extraits non légalisés des actes de naissance, mais ces extraits doivent, en tous cas, énoncer les dates de naissance (en toutes lettres), les nom et prénoms du pensionné et ceux des père et mère. Ils n'ont de valeur qu'autant qu'ils sont signés par l'officier de l'état-civil qui délivre l'acte, et revêtu du cachet de la mairie ou du tribunal.

Les sociétés de secours mutuels, approuvées ou reconnues comme établissements d'utilité publique, comprennent, notamment dans les départements frontières, de nombreux membres participants originaires de l'étranger.

Les actes concernant cette catégorie de sociétaires doivent être établis d'après les mêmes règles. S'ils sont rédigés en langue étrangère, ils doivent être traduits en français.

Les consuls généraux, consuls et agents consulaires respectifs des différents Etats (le royaume de la Grande-Bretagne, et la République de l'Uruguay exceptés), peuvent traduire et légaliser toute espèce de documents émanés des autorités ou fonctionnaires de leurs pays et ces traductions doivent avoir, dans le pays de leur résidence, la même force que si elles étaient faites par les interprètes-jurés du pays.

La signature de l'officier de l'état-civil étranger qui délivre l'acte est légalisée, par l'agent consulaire français, dans la circonscription duquel se trouve la localité d'origine du pensionné.

Enfin la signature de l'agent consulaire français est légalisée au Ministère des Affaires étrangères. Cette légalisation a lieu gratuitement comme celles données par les chancelleries consulaires françaises, lorsqu'elle est demandée pour le service de la Caisse de retraites.

Les sociétés de secours mutuels ont le plus grand intérêt à s'assurer souvent de l'existence de leurs pensionnés qui se désintéressent des choses de l'Association et ne suivent plus les réunions, surtout lorsqu'ils n'ont pas leur domicile au siège de l'Association. Des décès, en effet, se produisent ; les Sociétés, qui n'en sont pas informées, ne remplissent pas les formalités nécessaires pour faire rentrer au fonds commun la somme affectée au service de la pension du décédé, et le capital de cette somme reste improductif d'intérêt entre la date du décès et l'arrivée de l'acte mortuaire à la Caisse des dépôts et consignations.

Dès qu'un décès se produit, le secrétaire-trésorier doit donc adresser *immédiatement* cet acte à M. le Directeur général de la Caisse des dépôts et consignations, à Paris, par une lettre mentionnant le numéro du certificat d'inscription de la rente ou la date de cette inscription.

Il s'assure que les actes de décès sont conformes aux actes produits par l'inscription de la rente et, dans la négative, il fait établir un certificat d'identité qu'il joint à son envoi.

# TARIF 3,50 p. 100 DES PENSIONS DE RETRAITES

## (à capital réservé)

*à 50 ans et au-dessus des membres participants de sociétés de secours mutuels approuvées*

(Loi du 20 juillet 1886. — Décret du 28 décembre 1892.)

| Montant de la pension | CAPITAL correspondant | Montant de la pension | CAPITAL correspondant | Montant de la pension | CAPITAL correspondant | Montant de la pension | CAPITAL correspondant |
|---|---|---|---|---|---|---|---|
| 1 | 29 | 26 | 743 | 51 | 1.457 | 76 | 2.171 |
| 2 | 57 | 27 | 771 | 52 | 1.486 | 77 | 2.200 |
| 3 | 86 | 28 | 800 | 53 | 1.514 | 78 | 2.229 |
| 4 | 114 | 29 | 829 | 54 | 1.543 | 79 | 2.257 |
| 5 | 143 | 30 | 857 | 55 | 1.571 | 80 | 2.286 |
| 6 | 171 | 31 | 886 | 56 | 1.600 | 81 | 2.314 |
| 7 | 200 | 32 | 914 | 57 | 1.629 | 82 | 2.343 |
| 8 | 229 | 33 | 943 | 58 | 1.657 | 83 | 2.371 |
| 9 | 257 | 34 | 971 | 59 | 1.686 | 84 | 2.400 |
| 10 | 286 | 35 | 1.000 | 60 | 1.714 | 85 | 2.429 |
| 11 | 314 | 36 | 1.029 | 61 | 1.743 | 86 | 2.457 |
| 12 | 343 | 37 | 1.057 | 62 | 1.771 | 87 | 2.486 |
| 13 | 371 | 38 | 1.086 | 63 | 1.800 | 88 | 2.514 |
| 14 | 400 | 39 | 1.114 | 64 | 1.829 | 89 | 2.543 |
| 15 | 429 | 40 | 1.143 | 65 | 1.857 | 90 | 2.571 |
| 16 | 457 | 41 | 1.171 | 66 | 1.886 | 91 | 2.600 |
| 17 | 486 | 42 | 1.200 | 67 | 1.914 | 92 | 2.629 |
| 18 | 514 | 43 | 1.229 | 68 | 1.943 | 93 | 2.657 |
| 19 | 543 | 44 | 1.257 | 69 | 1.971 | 94 | 2.686 |
| 20 | 571 | 45 | 1.286 | 70 | 2.000 | 95 | 2.714 |
| 21 | 600 | 46 | 1.314 | 71 | 2.029 | 96 | 2.743 |
| 22 | 629 | 47 | 1.343 | 72 | 2.057 | 97 | 2.771 |
| 23 | 657 | 48 | 1.371 | 73 | 2.086 | 98 | 2.800 |
| 24 | 686 | 49 | 1.400 | 74 | 2.114 | 99 | 2.829 |
| 25 | 714 | 50 | 1.429 | 75 | 2.143 | 100 | 2.857 |

# TROISIÈME PARTIE

Nous ne croyons pouvoir mieux terminer cet ouvrage qu'en publiant ci-après les *statuts-modèles* indispensables aux hommes dévoués qui désirent fonder une société de secours mutuels.

## STATUTS-MODÈLES

### STATUTS

## DE LA SOCIÉTÉ DE SECOURS MUTUELS

ÉTABLIE A... DÉPARTEMENT D...

### CHAPITRE PREMIER

#### FORMATION ET BUT DE LA SOCIÉTÉ

ARTICLE PREMIER. — Une société de secours mutuels est établie à....

Elle a pour but :

1º De donner les soins du médecin et les médicaments aux membres participants malades ;

2º De leur payer une indemnité pendant la durée de leurs maladies, suivant les conditions prescrites par les statuts ;

3° De pourvoir à leurs funérailles;

4° De constituer une caisse de pensions viagères de retraite, conformément au décret du 26 avril 1856.

## CHAPITRE II

### COMPOSITION DE LA SOCIÉTÉ. — CONDITIONS D'ADMISSION ET D'EXCLUSION

ART. 2. — La société se compose de membres *honoraires* et de membres *participants*.

Les femmes peuvent faire partie de la société, aux clauses et conditions des présents statuts; mais, dans aucun cas, elles ne prennent part à l'administration ni aux délibérations.

Les enfants de cinq ans à seize ans peuvent également, moyennant un supplément de cotisation payé par leurs parents sociétaires, recevoir les soins du médecin et les médicaments. Dans aucun cas, il ne leur sera payé d'indemnité en argent.

ART. 3. — Les membres *honoraires* sont ceux qui, par leurs souscriptions, contribuent à la prospérité de l'association sans participer à ses avantages

Leur nombre est illimité; ils sont admis par le bureau sans conditions d'âge ni de domicile.

ART. 4. — Les membres *participants* sont ceux qui ont droit à tous les avantages assurés par l'association, en échange du payement régulier de leur cotisation et en se conformant aux présents statuts.

Le nombre des membres participants ne peut, à moins d'autorisation spéciale, excéder cinq cents.

ART. 5. — Les membres participants sont admis en

assemblée générale, à la majorité des voix et au scrutin.

ART. 6. — Dans l'intervalle des assemblées générales, le bureau peut autoriser les candidats à verser leur droit d'entrée et leur cotisation, sauf restitution dans le cas où l'assemblée générale ne validerait pas l'admission.

ART. 7. — Le candidat doit n'avoir pas moins de seize ans ni plus de quarante, être valide, d'une conduite régulière, et être domicilié depuis six mois dans la commune.

Pendant la période de la fondation, limitée à.......... mois, l'âge maximum pour l'admission est fixé à.... ans.

Toutefois, la société peut admettre, sans conditions d'âge et de temps de domicile, le membre sortant d'une société *approuvée*, sur la présentation d'un certificat du président de cette association constatant que ce membre participant a acquitté un droit d'entrée et fait son stage dans la société de laquelle il sort.

ART. 8. — Cessent de faire partie de la société les membres qui n'ont pas payé leur cotisation depuis....... mois.

Cependant, il peut être sursis par le bureau à l'application de cet article, lorsque le membre participant prouve que le retard du payement de la cotisation est occasionné par des circonstances indépendantes de sa volonté.

Si le retardataire ne répond pas à la convocation qui lui a été adressée, il lui est fait application, sans appel, du paragraphe 1er du présent article.

ART. 9. — L'exclusion est prononcée en assemblée générale, sur la proposition du bureau et sans discussion :

1° Pour condamnation infamante ;

2° Pour préjudice causé volontairement aux intérêts de la société ;

3° Pour tout acte contraire à l'honneur ;

4° Pour conduite déréglée et notoirement scandaleuse.

Sauf le cas de condamnation infamante, le membre participant dont l'exclusion est proposée est invité à se présenter devant le bureau pour être entendu sur les faits qui lui sont imputés ; s'il ne se présente pas, son exclusion est prononcée en assemblée générale.

ART. 10. — La démission, la radiation et l'exclusion ne donnent droit à aucun remboursement.

Toutefois, les titres de rentes viagères constituées, conformément au décret du 26 avril 1856, en faveur des membres participants démissionnaires, radiés ou exclus, leur restent acquis.

## CHAPITRE III

### ADMINISTRATION

ART. 11. — La société est administrée par un bureau composé d'un président, d'un vice-président, d'un secrétaire, d'un trésorier et de.... administrateurs.

Ces fonctions sont gratuites.

Nul ne peut être élu membre du bureau s'il n'est Français et s'il ne jouit pas de ses droits civils et civiques.

Tous les membres du bureau sont élus en assemblée générale et pris parmi les membres honoraires ou participants.

Ils sont indéfiniment rééligibles.

ART. 12. — Le président est élu au scrutin secret pour cinq ans.

Nul n'est élu ni proclamé président s'il n'a réuni la majorité absolue des suffrages. Au second tour de scrutin, l'élection a lieu à la majorité relative; dans le cas où les candidats obtiendraient un nombre égal de suffrages, le plus âgé est proclamé président.

Le procès-verbal de l'élection est transmis immédiatement au Préfet.

ART. 13. — Les autres membres du bureau sont élus pour trois ans.

Il est pourvu, au commencement de chaque année, au remplacement des membres du bureau démissionnaires ou décédés.

ART. 14. — Le président surveille et assure l'exécution des statuts.

Il adresse chaque année à l'autorité compétente le compte rendu prescrit par l'article 20 du décret du 26 mars 1852.

Il est chargé de la police des assemblées ; il signe tous les actes, arrêtés ou délibérations, et représente la société dans tous ses rapports avec l'autorité publique. Il donne les ordres pour les réunions du bureau et les convocations des assemblées générales. Est nulle ou non avenue toute décision prise dans une réunion non convoquée par le président.

Le vice-président seconde le président dans toutes ses fonctions, et le remplace en cas d'empêchement.

ART. 15. — Le secrétaire est chargé de la rédaction des procès-verbaux, de la correspondance, de la convocation et de la conservation des archives.

Il tient le registre matricule des membres de la société et présente au bureau les demandes d'admission.

En cas de maladie d'un membre participant, le secrétaire en donne avis au médecin et aux visiteurs en fonctions. Il règle tout ce qui a rapport aux funérailles.

Le trésorier fait les recettes et les payements, et les inscrit sur un livre de caisse coté et paraphé par le président. A chaque assemblée générale, il présente le compte rendu de la situation financière.

Il est responsable de la caisse contenant les fonds et les titres de la société.

Il paye sur mandats visés par le président et marqués du cachet de la société.

Il délivre aux sociétaires, au moment de leur admission, des cartes ou livrets sur lesquels il constate le payement des cotisations. Il opère le placement ou le déplacement des fonds, sur un ordre signé du président et du secrétaire, indiquant la somme dont le placement ou le déplacement doit être opérée.

Les reçus ou reconnaissances sont déposés dans la caisse.

Art. 16. — Les visiteurs, choisis par le bureau parmi les membres participants, sont chargés de visiter les malades, de leur porter l'indemnité et de s'assurer de l'exécution des obligations de la société à leur égard.

Les visiteurs qui auront négligé leurs devoirs seront passibles d'une amende de.... prononcée en assemblée générale.

Art. 17. — Le bureau se réunit tous les mois et chaque fois qu'il est convoqué par le président.

Des visiteurs pourront être convoqués par le président dans le sein du conseil.

Est passible d'une amende d'un franc tout membre du bureau qui, sans avoir prévenu le président, aura manqué à une réunion.

Il est interdit aux membres du bureau de se servir de leur titre en dehors des fonctions qui leur sont attribuées par les statuts.

Art. 18. — La société se réunit en assemblée générale.... fois par an pour entendre les rapports sur sa situation et prononcer sur les questions qui lui sont soumises par le bureau. Le président peut, en outre, convoquer l'assemblée générale d'office, en cas d'urgence ; la convocation est obligatoire, si elle est demandée par le quart des membres.

Art. 19. — Toute discussion politique, religieuse ou étrangère au but de la mutualité, est interdite dans les réunions du bureau et de la société.

## CHAPITRE IV

### FONDS SOCIAL

Art. 20. — Le fonds social se compose :

1° Des droits d'admission payés par les membres participants ;

2° Des cotisations des membres participants ;

3° Des cotisations des membres honoraires ;

4° Du produit des amendes ;

5° Des fonds placés et des intérêts échus ;

6° Des dons et legs dont l'acceptation a été approuvée par l'autorité compétente ;

7° Des subventions accordées par l'État, le déparement ou la commune.

ART. 21. — Les fonds en caisse ne peuvent jamais excéder..... francs ; l'excédent est placé en compte courant à la Caisse des dépôts et consignations (trésorier-payeur général ou receveurs particuliers des finances préposés).

## CHAPITRE V

### OBLIGATIONS DES MEMBRES HONORAIRES ET PARTICIPANTS ENVERS LA SOCIÉTÉ

ART. 22. — Les membres participants doivent, en entrant, payer un droit d'admission, fixé à....

Cette somme est versée immédiatement après l'admission avec la cotisation du mois courant, ou peut être convertie en cotisation périodique versée en sus de la cotisation imposée par les statuts.

ART. 23. — Les membres participants s'engagent à payer une cotisation mensuelle (1), fixée pour les hommes à...., pour les femmes à...., pour chaque enfant à...., et à remplir les fonctions qui leur sont désignées par le bureau ou l'assemblée.

Le minimum de la souscription des membres honoraires est de... francs par an.

ART. 24. — Chaque membre participant est obligé, sauf le cas de maladie, de se rendre aux assemblées générales et à toutes les convocations régulièrement faites.

_____

(1) La cotisation mensuelle qui est demandée à chacun des sociétaires doit toujours être égale au moins à l'indemnité quotidienne que l'on accorde aux malades, sauf le cas où la société ne paie ni les soins du médecin ni les médicaments (Note de la section de l'intérieur du Conseil d'État du 22 mars 1875, et art. 7 du décret du 26 mars 1852).

# CHAPITRE VI.

### OBLIGATIONS DE LA SOCIÉTÉ ENVERS LES MEMBRES PARTICIPANTS

ART. 25. — La société accorde aux membres participants malades les soins d'un médecin et les médicaments. Elle accorde, en outre, une indemnité en argent fixée pour les hommes à.... par jour pendant les trois premiers mois et à.... pendant les trois mois suivants ; pour les femmes à.... par jour pendant les trois premiers mois.

Si, à l'expiration de ce terme, le malade n'est pas rétabli, le bureau décide si l'indemnité en argent doit être continuée, diminuée ou supprimée, selon l'état de la caisse.

Le service médical et pharmaceutique est réglé par le bureau qui désigne les médecins et les pharmaciens.

Les médicaments ne sont fournis par le pharmacien que sur la présentation de l'ordonnance du médecin, portant le nom du membre participant malade.

ART. 26. — Une indisposition de trois jours ne donne pas lieu à une indemnité. Une maladie plus prolongée y donne droit à partir du premier jour.

Dans le cas où, après les quinze jours qui suivent l'accouchement, un membre participant femme tombe malade, cette maladie est considérée comme maladie ordinaire et donne droit aux secours habituels de la société.

ART. 27. — Tout malade rencontré hors de chez lui sans y être autorisé, celui qui a pris des médicaments ou des aliments contraires aux ordonnances des méde-

cins, celui qui fait usage de liqueurs alcooliques, ces.*r
de recevoir l'indemnité en argent.

Les secours en argent cessent également d'être
accordés au malade qui est trouvé exerçant sa profession
ou tout autre travail lucratif.

ART. 28. — Le membre participant en retard de
trois mois dans le payement de sa cotisation n'a droit
au secours en argent que quinze jours après s'être
entièrement acquitté.

ART. 29. — Aucun secours n'est dû pour les maladies
causées par la débauche ou l'intempérance, ni pour
les blessures reçues dans une rixe, lorsqu'il est prouvé
que le membre participant a été l'agresseur, ni pour
les blessures reçues dans une émeute à laquelle il aura
prit une part volontaire, ni lorsque le membre participant est atteint d'aliénation mentale ou de la petite
vérole, s'il ne justifie qu'il a été vacciné.

La société n'accorde pas de secours pour cause de
chômage.

ART. 30. — En cas de décès, la société pourvoit
aux frais d'enterrement de ses membres participants.

...... membres participants sont convoqués pour
assister aux obsèques des membres honoraires et participants décédés dans la commune.

ART. 31. — Le membre participant n'a droit aux
avantages de l'association que trois mois après son
premier versement.

# CHAPITRE VII

SECOURS AUX MEMBRES PARTICIPANTS INFIRMES OU
INCURABLES IMPUTABLES SUR LE FONDS DE RÉSERVE

ART. 32. — Les membres participants devenus
infirmes ou incurables avant l'âge fixé par les statuts
pour être admissibles à la pension de retraite, conformément aux dispositions du décret du 26 avril 1856,
peuvent recevoir un secours déterminé, chaque année,
par le bureau, selon les ressources de la caisse, et
prélevé sur le fonds de réserve.

# CHAPITRE VIII

PENSIONS VIAGÈRES DE RETRAITE

ART. 33. — Un fonds de retraite est créé conformément au décret du 26 avril 1856, et placé à la
Caisse des dépôts et consignations.

Ce fonds se compose :

1° De prélèvements faits par la société sur les
excédents de recettes ;

2° De subventions spéciales accordées par l'État ;

3° De dons et legs dont l'acceptation a été approuvée
par l'autorité compétente.

Les pensions viagères sont servies par la Caisse
générale de retraites pour la vieillesse. Elles sont
liquidées pour les trimestres : 1er janvier, 1er avril,
1er juillet et 1er octobre ; les arrérages sont soldés par
la Caisse des dépôts et consignations ou ses préposés,
les 1er mars, 1er juin, 1er septembre et 1er décembre.

ART. 34. — Conformément aux articles 6 et 8 du décret du 26 avril 1856, la quotité de la pension viagère est fixée, sur la proposition du bureau, en assemblée générale. Elle ne peut être inférieure à 30 francs ni excéder le décuple de la cotisation annuelle (*).

ART. 35. — Pour être présenté à l'assemblée générale comme candidat à la pension, le membre participant doit avoir au moins soixante ans d'âge et faire partie de la société depuis vingt ans au moins.

ART. 36. — Le président adresse au préfet : 1° l'extrait de la délibération contenant le vote et la quotité de la pension viagère, la mention de la date de l'admission du membre participant et l'indication de l'état civil, de la profession du candidat et du département dans lequel devront être payés les arrérages ; 2° l'acte de naissance, délivré gratuitement sur papier libre et certifié par le maire.

ART. 37. — Après le décès du pensionnaire, le président transmet au préfet l'extrait délivré gratuitement, sur papier libre, de l'acte mortuaire, pour la réintégration au fonds de retraites de la société, en exécution de l'article 4 du décret du 26 avril 1856, des fonds affectés à la constitution de la pension.

Les arrérages échus au décès du titulaire d'une pension viagère sont payés à ses héritiers sur la produc-

(*) Les sociétaires déjà possesseurs d'une rente viagère atteignant le maximum légal, et provenant de versements effectués par eux-mêmes directement à la Caisse des retraites pour la vieillesse, n'ont pas droit à une autre pension de l'État ( Art. 6 de la loi du 20 juillet 1886 ).

tion du titre appuyé de l'extrait de l'acte de décès et d'un certificat de propriété, dans les conditions déterminées par la loi du 28 floréal an VII.

## CHAPITRE IX

### POLICE ET DISCIPLINE

Art. 38. — Le règlement concernant la police des séances est arrêté par les soins du bureau ; néanmoins, aucune peine pécuniaire autre que celles fixées par les statuts, ne peut être établie que par l'assemblée générale.

Art. 39. — Tout membre qui négligera les fonctions qui lui auront été confiées encourra une amende de..... pour chaque contravention. Il payera une amende de..... s'il a trompé sciemment la société pour son propre compte ou s'il a favorisé volontairement les fraudes et les fausses déclarations des sociétaires ; de plus, il pourra, sur l'avis du bureau, être exclu de la Société.

Tout membre participant qui n'assistera pas aux assemblées générales, sauf le cas de maladie ou d'empêchement dûment excusé, sera puni d'une amende de.....

Tout membre qui troublera le cours des séances et se présentera en état d'ivresse subira une amende de..... et sera tenu de quitter l'assemblée.

Tout membre qui prendra la parole sans l'avoir obtenue sera passible d'une amende de.... Celui qui interrompra le membre qui a la parole sera passible d'une amende de....

Tout membre qui aura été rencontré en état d'ivresse sur la voie publique sera signalé à l'assemblée générale. En cas de récidive, il pourra être exclu de la société.

Tout membre qui prononcera des paroles injurieuses contre les membres du bureau ou le médecin sera passible d'une amende de....

En cas de récidive, il pourra être exclu de la société par l'assemblée générale.

Tout membre qui, dans une réunion, aura soulevé une question politique ou religieuse sera, pour ce fait seul, condamné à une amende de.. . francs. Cette amende sera de.... francs, pour les membres du bureau.

En cas de récidive, le membre sera exclu de la société.

ART. 40. — Les amendes sont exigibles avant la cotisation. Le membre participant qui refuse de payer celles auxquelles il a été condamné, cesse de faire partie de la Société, à moins d'une décision contraire de l'assemblée générale.

## CHAPITRE X

### MODIFICATIONS, DISSOLUTION ET LIQUIDATION

ART. 41. — Toute proposition tendant à modifier les statuts doit être soumise au bureau, qui juge s'il y a lieu d'y donner suite.

Aucune modification ne peut être adoptée qu'en assemblée générale à la majorité des membres inscrits. Si l'assemblée n'est pas en nombre suffisant, elle est de nouveau convoquée, et ses décisions sont valables quel que soit le nombre des membres présents.

Les modifications aux statuts ne pourront être mises en vigueur qu'après avoir été approuvées conformément à l'article 15 du décret du 26 mars 1852.

ART. 42. — La société ne peut se dissoudre d'elle-même qu'en cas d'insuffisance de ses ressources.

La dissolution ne peut être prononcée qu'en assemblée générale spécialement convoquée à cet effet, et par un nombre de voix égal aux deux tiers des membres inscrits.

Cette dissolution ne sera valable qu'après l'approbation de l'autorité compétente.

ART. 43. — En cas de dissolution, la liquidation s'opérera suivant les prescriptions des articles 6 et 17 du décret du 14 juin 1851, 15 du décret du 26 mars 1852 et 3 du décret du 26 avril 1856.

## Association de Secours mutuels des Voyageurs et Employés de commerce de la ville de Lille et du département du Nord.

---

Je suis heureux de pouvoir citer, comme modèle de société de secours mutuels, l'*Association des Voyageurs et Employés de commerce de Lille et du département du Nord*. Fondée en 1863, et malgré des débuts assez difficiles, elle est parvenue à posséder un capital de près de 200.000 fr., et le nombre de ses membres est d'environ 2.000.

C'est un encouragement pour les hommes dévoués qui s'intéressent aux choses de la mutualité et à l'amélioration du sort de leurs semblables.

Nous reproduisons ci-contre la situation financière de cette Société au 31 août 1895 :

# SITUATION FINANCIÈRE AU 31 AOUT 1895

## ACTIF

Au 31 mai 1895, l'actif était de. . Fr. 189.717 89

Depuis il a été reçu :

| | | |
|---|---|---|
| Cotisations des Membres honoraires. | Fr. 2.781 | » |
| Cotisations des Membres titulaires . | 3.592 | » |
| Primes d'entrées . . . . | 741 | 90 |
| Recettes diverses. . . . | 28 | » |

Total Fr. . . 196.860 69

## PASSIF

Il a été dépensé :

| | | |
|---|---|---|
| Indemnité aux malades . . . | Fr. 2.785 | 85 |
| Pensions . . . . . | 20 | » |
| Loyer du troisième trimestre 1895 . | 200 | » |
| Annonces de décès . . . | 52 | » |
| Factures des imprimeurs . . | 548 | 55 |
| Honoraires des médecins . . | 64 | » |
| Timbres-poste, quittances, envoi de diplômes, carnets et règlements . | 99 | 45 |
| Frais de recouvrements par la poste. | 51 | 40 |
| Factures emplois . . . . | 34 | 90 |
| Gratification du Secrétaire-Receveur. | 525 | » |
| Frais funéraires . . . . | 100 | » |
| Abonnement à la Société des Gens de Lettres . . . . . | 25 | 55 |
| Obit annuel 1895. . . . | 30 | 85 |
| Remboursement des primes et cotisations à un sociétaire. | 58 | » |
| Balance Capital social au 31 août. | 192.275 | 14 |

Total Fr. . . 196.860 69

## LE CAPITAL SOCIAL SE RÉPARTIT COMME SUIT :

Argent à la Caisse de retraites . . . . . . . . . . . . . Fr. 163.475 13

Réparti comme suit :

| | | |
|---|---|---|
| Aux Pensionnés . . . . . . . | 68.190 — | ) 163.475 13 |
| Aux Titulaires . . . . . . . | 94.285 13 | ( |

Argent à la Caisse des Dépôts et Consignations. Avoir disponible.

| | | |
|---|---|---|
| | 23 382 37 | |
| Versement de juin 1895 . . . . . . . . . . | 1.500 — | ) |
| Versement de juillet 1895 . . . . . . . . . | 1.500 — | ) 27.282 37 |
| Versement d'août 1895 . . . . . . . . . . | 1.000 — | ) |

Valeur du mobilier . . . . . . . . . . . . 100 —

Réserve en Caisse . . . . . . . . . . . . 1.317 64

L'ACTIF AU 31 AOUT 1895 EST DONC DE FR. . . . . 192.275 14

La Commission des Finances,

MM. RONFORT, VANCAMPT, TRIPLET,
AGNERAY, CUVELIER, MISSU,
PIERREZ ET ERNOULT.

Le Président,

EUGÈNE ROCHE.

Les Vice-Présidents,

D. DELCROIX & G. MALAGIÉ.

Le Secrétaire-Général,

EM. DELAHAYE.

LILLE. IMPRIMERIE CAMILLE ROBBE, RUE LÉON-GAMBETTA, 20.